BEI GRIN MACHT SICH IHR WISSEN BEZAHLT

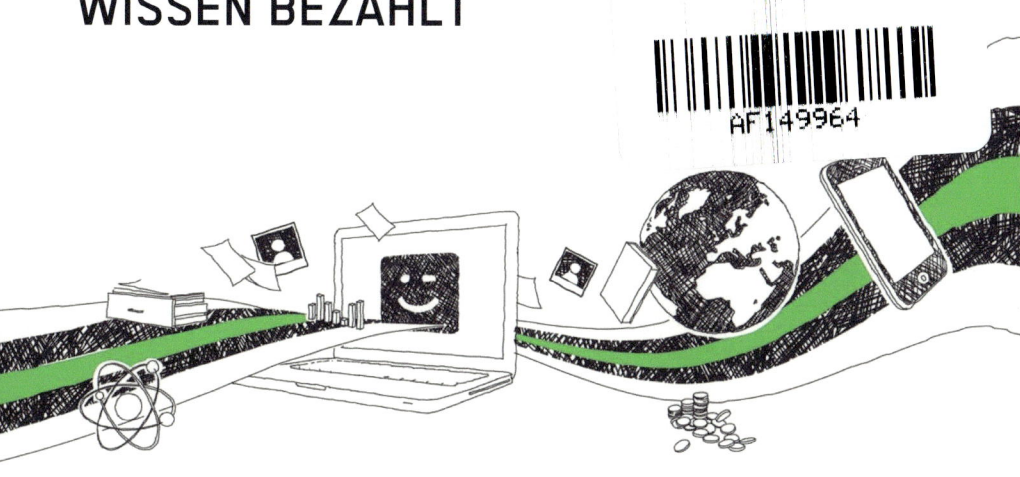

- Wir veröffentlichen Ihre Hausarbeit,
  Bachelor- und Masterarbeit

- Ihr eigenes eBook und Buch -
  weltweit in allen wichtigen Shops

- Verdienen Sie an jedem Verkauf

Jetzt bei www.GRIN.com hochladen und kostenlos publizieren

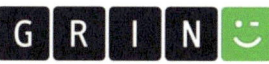

Franziska Pabst

Dorothea Orem: Professionelles Handeln als Förderung der Selbstpflege und der Selbstfürsorge

GRIN Verlag

Bibliografische Information der Deutschen Nationalbibliothek:

Die Deutsche Bibliothek verzeichnet diese Publikation in der Deutschen National-
bibliografie; detaillierte bibliografische Daten sind im Internet über http://dnb.d-
nb.de/ abrufbar.

Dieses Werk sowie alle darin enthaltenen einzelnen Beiträge und Abbildungen
sind urheberrechtlich geschützt. Jede Verwertung, die nicht ausdrücklich vom
Urheberrechtsschutz zugelassen ist, bedarf der vorherigen Zustimmung des Verla-
ges. Das gilt insbesondere für Vervielfältigungen, Bearbeitungen, Übersetzungen,
Mikroverfilmungen, Auswertungen durch Datenbanken und für die Einspeicherung
und Verarbeitung in elektronische Systeme. Alle Rechte, auch die des auszugsweisen
Nachdrucks, der fotomechanischen Wiedergabe (einschließlich Mikrokopie) sowie
der Auswertung durch Datenbanken oder ähnliche Einrichtungen, vorbehalten.

Impressum:

Copyright © 2011 GRIN Verlag GmbH
Druck und Bindung: Books on Demand GmbH, Norderstedt Germany
ISBN: 978-3-656-50755-0

Dieses Buch bei GRIN:

http://www.grin.com/de/e-book/233676/dorothea-orem-professionelles-handeln-
als-foerderung-der-selbstpflege

GRIN - Your knowledge has value

Der GRIN Verlag publiziert seit 1998 wissenschaftliche Arbeiten von Studenten, Hochschullehrern und anderen Akademikern als eBook und gedrucktes Buch. Die Verlagswebsite www.grin.com ist die ideale Plattform zur Veröffentlichung von Hausarbeiten, Abschlussarbeiten, wissenschaftlichen Aufsätzen, Dissertationen und Fachbüchern.

Besuchen Sie uns im Internet:

http://www.grin.com/

http://www.facebook.com/grincom

http://www.twitter.com/grin_com

MARTIN-LUTHER-UNIVERSITÄT HALLE/WITTENBERG

MEDIZINISCHE FAKULTÄT

INSTITUT FÜR GESUNDHEITS- UND PFLEGEWISSENSCHAFT

Dorothea Orem: Professionelles Handeln als Förderung der Selbstpflege und der Selbstfürsorge

05.09.2011

Franziska Pabst

Inhaltsverzeichnis

1. Einleitung

Die Modulvorleistung für das Modul A bestand aus einem Referat in Gruppenarbeit. Thema für meine Gruppe war: „Dorothea Orem: Professionelles Handeln als Förderung der Selbstfürsorgekompetenz und der Selbstpflegekompetenz".

Aus unserer gemeinsamen Recherche und unserem Vortrag heraus, habe ich das vorliegende verschriftliche Referat erarbeitet.

Dorothea Orem entwickelte ein umfassendes Pflegekonzept, eine bedürfnisorientierte Theorie großer Reichweite. Der Patient als aktiv handelnder und bewusst denkender Mensch mit seinen individuellen Fähigkeiten und Bedürfnissen steht dabei im Mittelpunkt. Hilfe und Unterstützung zur Kompensation von Defiziten und Stärkung von Fähigkeiten, angepasst auf Lebenssituation, Bedürfnisse und Ziele des Patienten, werden sowohl von einem interdisziplinären Team als auch vom unmittelbaren Lebensumfeld des Betroffenen gewährleistet.

2. Allgemeine Angaben
2.1. Biografie Orems und Hintergründe zur Entstehung ihrer Theorie

Dorothea Elizabeth Orem gilt als eine der ersten und einflussreichsten Pflegetheoretikerinnen der USA. Ihre Pflegetheorie ist bis heute wichtige Grundlage der Pflegepraxis in Krankenhäusern und anderen stationären Einrichtungen weltweit.

Orem wurde am 16.07.1914 in Baltimore/Maryland geboren.

1930 legte sie ihr Examen an der Krankenpflegeschule in Washington D.C. ab und begann im Anschluss das berufsbegleitende Studium der Pflegepädagogik an der Katholischen Universität von Amerika („Catholic University of America"). 1945 schloss sie dieses mit dem Titel Master of Science of Education, also der Bildung, ab. Sie sammelte dabei Erfahrung sowohl in der Privatpflege, als auch in der Krankenhauspflege und der Lehre. So arbeitete sie zum Beispiel von 1940 bis 1949 als Pflegedirektorin der Krankenpflegeschule in Detroit.

Bis 1957 war sie als Beraterin verschiedener öffentlicher Behörden in der Einrichtung „Division of Hospitals and Institutional Services of the Indiana State Board of Health" tätig. Ihr Ziel dabei war es, die Qualität der Pflege in Krankenhäusern in Indiana zu verbessern. 1958 bis 1960 war sie Lehrplanberaterin an der Pflegeschule "Office of Education U.S. Department of Health". Sie erkannte Mängel in der praktischen Ausbildung der Krankenschwestern und setzte sich aktiv für Änderungen im Gesundheitsministerium ein um die Ausbildung zu verbessern. In dieser Zeit fing sie an ihre Pflegetheorie zu entwickeln. 1959 trat sie ihre Professur an der „*Catholic University of America*" in Washington D.C. an und kehrte damit zu ihren Wurzeln im Gesundheitswesen zurück. Ihre Theorie wurde in dieser Zeit ständig weiterentwickelt. Ein großer Schritt in ihrer Karriere war die Gründung ihrer Beratungsfirma „*Orem & Shields Inc.*" 1970. Aufgabe der Firma war die Beratung von Schulen und Krankenhäusern bezüglich ihrer Ausbildungs- und Praxiskonzepte.

1971 erschien ihr erstes Buch „*Nursing: Concepts of Practice*" (Konzepte der Pflegepraxis), dass ihre Theorie der Selbstpflegedefizit-Theorie enthielt. 1980 und '89 veröffentlichte sie weitere Auflagen, die ihre jeweiligen Weiterentwicklungen enthielten. 1984 begab sich Orem in den Ruhestand, ohne ihre Arbeit als Beraterin jemals vollständig aufzugeben. Am 22.06.2007 verstarb sie im Alter von 92 Jahren in Savannah .

(vgl. Dennis, 2001 ; Goebel, 2011, S. 1 ; www.pflegewiki.de, 2011)

2.2. Grundlagen der Theorieentwicklung Orems

Aus biografischer Sicht lassen sich also zusammenfassend drei wesentliche Faktoren für die Entstehung von Orems Theorie nennen.

Zum Einen erkannte sie durch ihre langjährige Praxiserfahrung bestehende Mängel in der Pflege, in verschiedenen Einrichtungen und Ebenen des Gesundheitssystems.

Außerdem ermöglichte ihr die Lehrtätigkeit, auch einen kritischen Blick für die Ausbildung der Krankenschwestern und die damit verbundenen Konsequenzen für die Praxis in den Einrichtungen. Und letztlich beeinflusste sie der historisch bedingte Pflegenotstand während des zweiten Weltkrieges. Sie erkannt die Grenzen und Hürden der Pflegenden und begriff, wie wichtig es war, mehr qualifizierte und engagierte Pflegekräfte zu gewinnen.

Daraus entwickelte Orem die Frage: „Was ist Gegenstand der Krankenpflege?". Sie kam zu der Erkenntnis, dass die Grundlage für die Notwendigkeit von Pflege, ein Mangel in der Selbstfürsorge ist. Ihr Ziel lag deshalb in dem Wandel des Patientenbildes. Der passive Patient, als Empfänger von Pflege, sollte sich zu einer aktiven, selbsthandelnden Person entwickeln (vgl. Goebel, 2011, S. 2).

3. Zentrale Konzepte und Hauptaussagen

3.1. Entwicklung des bewussten Handelns

Jeder Mensch besitzt eine gewisse Handlungskompetenz. Durch diese kann er seine Selbstpflegeerfordernisse (siehe Kapitel 3.3.) erreichen. Dazu wird er durch bewusstes Handeln befähigt.

Am „Anfang" steht ein intuitiv und unbewusste handelnder Mensch. Im Laufe seines Lebens wird er durch Faktoren wie das Alter, das Geschlecht, die Familie, das soziokulturelle Umfeld, das Wachstum, die Gesundheit, das Gesundheitssystem, die Erfahrung und den Lebensstil beeinflusst. Am „Ende" dieser Entwicklung steht bewusst handelnder Mensch. Diese Darstellung ist allerding nicht als eine Art Skala, von der Geburt bis ans das Lebensende, oder als unflexibler und abgeschlossener Prozess zu betrachten. Jeder Mensch hat unterschiedliche Ausgangslagen und erreicht an irgendeinem Punkt seines Lebens den Zustand des bewussten Handelns. Bei jedem Menschen, ist dieser unterschiedlich ausgeprägt (vgl. Dennis, 2001, S. 26-27).

3.2. Fallbeispiel zur Grundlage des Verstehens von Orems Theorie

Herr K., 62 Jahre alt, Brillenträger, hat einen Apoplex (Schlaganfall) erlitten. Nach Diagnostik und Behandlung im Krankenhaus, besuchte er die Reha. Nun ist Herr K. wieder nach Hause zu seiner Frau gekommen. Er muss jetzt lernen, wieder in seinem gewohnten Lebensumfeld zurecht zu kommen. Im Verlauf seiner Behandlung, hat er bereits gelernt, sich, ohne Hilfe Dritter, den Oberkörper mit einer Hand zu waschen und selbstständig zu essen. Außerdem kann er mit Unterstützung seiner Frau oder des Pflegepersonals wieder einige Schritte laufen. Jeden Tag trainiert das Personal des ambulanten Pflegedienstes, der nach Orem handelt, mit ihm das Gehen. Vor seinem Schlaganfall arbeitete Herr K. sehr gern in seinem Garten. Diese Arbeit wieder aufnehmen zu können, ist das Ziel und die größte Motivation für Herrn K.. Er soll dazu angespornt werden, wieder das Schöne im Leben zu sehen. Das Pflegepersonal unterstütz auch Frau K., indem sie ihr immer wieder Anregungen und Hilfestellungen bei der Unterstützung ihres Mannes geben. Der Zustand von Herrn K. verbessert sich in kurzer Zeit erheblich. Er kann bereits wieder leichte Gartenarbeiten verrichten (vgl. Bäcker, 2002, S. 38).

3.3. Begriffsdefinitionen

Bei der Definition der wichtigen Begriffe, die notwendig sind um Orems Theorie erklären zu können, werden die einfachsten und eindeutigsten Merkmale des Fallbeispiels aufgegriffen, um den Inhalt zu veranschaulichen.

Selbstpflege

Unter der Selbstpflege versteht Orem die Sorge für sich selbst. Alle konkreten Handlungen, die dazu dienen, Leben, Gesundheit, Entwicklung und Wohlbefinden zu erlangen oder wieder herzustellen. Im Fallbeispiel wäscht sich der Patient den Oberkörper ohne Hilfe und isst selbstständig. Er führt damit Selbstpflege aus. Jeder Mensch hat ein bestimmtes Repertoire an Verhaltensweisen um seine immer wiederkehrenden Selbstpflegeerfordernisse zu befriedigen.

Selbstpflegerfordernisse (SPE)

Dies sind bestimmte Voraussetzungen, die erfüllt werden müssen, um gesund zu bleiben und sich wohl zu fühlen. Es gibt dabei drei verschiedene Gruppen.

Die *allgemeinen SPE* beinhalten das Bedürfnis nach Sorge und Pflege die bei allen Menschen gleich sind. Sie sind notwendig um zu überleben. Dazu gehören die Aufnahme von Sauerstoff, Flüssigkeit und Nahrung, die Körperpflege und die Ausscheidung von Exkrementen, ein Gleichgewicht zwischen Aktivität und Ruhe und das Vorbeugen gegen Risiken. Herr K. bemüht sich um seine Körperpflege und die Nahrungsaufnahme.

Die *gesundheitsbedingten SPE* richten sich nach dem jeweiligen Entwicklungsstand des Menschen. Sie werden durch Krankheit, Verletzungen oder genetische Defekte ausgelöst. Auch die Diagnostik und Behandlung bedingt diese SPE. Die Überwachung von Symptomen und Auswirkungen der Behandlung, die Inanspruchnahme medizinischer Unterstützung, die effektive Ausführung medizinischer Verordnungen und die erforderliche Veränderung/Anpassung des Lebensstils und des Selbstbildes zählen hierzu. Herr K. kann nicht mehr selbstständig laufen und ist auf die Hilfe Dritter angewiesen.

Die *entwicklungsbedingten SPE* richten sich nach dem jeweiligen Entwicklungsstand eines Menschen. Die Phasen der menschlichen Entwicklung vom Embryo, über das Kleinkind bis hin zum erwachsenen und alten Menschen, bringen verschiedene körperliche Entwicklungen oder Beeinträchtigungen mit sich. Dazu gehört die Gewährleistung von Dingen zur Förderung der Entwicklung und das Vorbeugen oder

Überwinden der Auswirkungen von negativen Entwicklungssituationen. Herr K. benötigt wegen der altersbedingten Sehschwäche eine Brille.

Grundlegende Bedingungsfaktoren

Dies sind Merkmale einer Person, die das Handeln charakterisieren. Sie beeinflussen die Bedürfnisse und die Selbstpflegeerfordernisse. Herr K. ist 62 Jahre alt, hatte einen Schlaganfall und daraus resultierende Gangunsicherheiten und möchte gerne seinem Hobby, der Gartenarbeit, wieder nachgehen können.

Situativer Selbstpflegebedarf

Damit wird die Gesamtheit aller Selbstpflegeerfordernisse zu einem bestimmten Zeitpunkt erklärt. Der situative Pflegebedarf begründet die individuelle Pflege- und Therapieplanung für einen Patienten. Herr K. hat Gangschwierigkeiten, die überwunden werden müssen.

Selbstpflegekompetenz

Die erworbenen Fähigkeiten um den Selbstpflegebedarf wahrzunehmen und dafür zu sorgen, dass er erfüllt werden kann. Der Mensch muss dafür Faktoren einschätzen können, die seine Funktion und Entwicklung beeinflussen (*einschätzende Fähigkeit*). Er muss Entscheidungen über konkrete Handlungen treffen (*transitive Fähigkeit*). Außerdem muss er Maßnahmen durchführen können und deren Wirksamkeit überprüfen (*produktive Tätigkeit*). Die Selbstpflegekompetenz erlernt der Mensch von Kindheit an, im Erwachsenenalter hat er sie perfektioniert und im Alter nimmt sie schließlich wieder ab. Herr K. hat erlernt, sich trotz der Beeinträchtigungen, mit einer Hand selbstständig waschen zu können.

Dependenzpflege

Die Dependenzpflege beschreibt die sogenannte Abhängigen-Pflege, also die Sorge für Andere, zugunsten ihrer Selbstpflegeerfordernisse. Menschen die aufgrund ihrer körperlichen, psychischen oder sozialen Entwicklung eine eingeschränkte Selbstpflegekompetenz besitzen, sind auf die Dependenzpflege angewiesen. Wenn man kranke, behinderte oder alte Menschen, aber auch Säuglinge und Kleinkinder pflegt, so treten die Hilfestellungen anstelle deren Selbstpflege. Frau K. und das Pflegepersonal unterstützen die Gehversuche von Herrn K..

Dependenzpflegekompetenz

Damit sind die erworbenen Fähigkeiten gemeint, den Selbstpflegebedarf einer anderen Person zu erkennen und ihn zu erfüllen. Der Pflegedienst hat sich auf die Wünsche

(Gartenarbeit) und die Probleme (Gangunsicherheiten) von Herrn K. eingestellt und handelt gezielt um diese zu erfüllen oder zu beseitigen.

Selbstpflegedefizit

Wenn der Selbstpflegebedarf höher ist als die Selbstpflegekompetenz, liegt ein Selbstpflegedefizit vor. Dies kann durch eine Veränderung der Lebenssituation oder geänderte Bedürfnisse verursacht werden. Herr K. kann nicht selbstständig gehen und er braucht wieder Anregung und Motivation um dem Leben etwas Schönes abzugewinnen.

Pflegesystem

Das Pflegesystem ist die Einheit, die zwischen dem Patienten, der Pflegekraft und den Angehörigen entsteht. Sie wird durch die Pflegesituation, die Pflegehandlungen und die Interaktionen beeinflusst. Es werden von Orem drei verschiedene Stufen des Pflegesystems beschrieben.

Das *vollständig kompensatorische Pflegesystem* greift, wenn der Patient unfähig ist selbstständig die Selbstpflege durchzuführen. Die Handlungen der Pflegenden ersetzen diese. Herr K. musste zu Beginn der Behandlung gewaschen und ernährt werden.

Das *teilweise kompensatorische System* greift, wenn der Patient Einschränkungen hat, aber einen Teil der Selbstpflege übernehmen kann. Die Pflegenden gleichen durch Unterstützung und Hilfestellungen Defizite aus. Frau K. und die Pflegekräfte unterstützen seine Gehversuche.

Das *unterstützende/erklärende Pflegesystem* greift, wenn der Patient eine Selbstpflegeaktivität übernehmen kann. Die Pflegenden beraten und unterstützen zum Beispiel auch die Angehörigen, wie Frau K. im Beispiel.

Pflegekompetenz

Die Pflegekompetenz beinhaltet erlernte, erworbene Fähigkeiten zum bewussten Handeln in der professionellen Pflege. Der ambulante Pflegedienst handelt nach dem Konzept von Dorothea Orem, er unterstütz Herrn K., leitet aber auch Frau K. an.

(vgl. Dennis, 2001, S. 28-40 ; Goebel, 2011, S. 2-4)

3.4. Zusammenfassung des Modells

Es folgt eine Erklärung der Verbindung der drei Theorien im Rahmenwerk von Orems Selbstpflegedefizit-Theorie (SPDT). Quelle der Abbildung: Dennis, 2001, "Überblick über Orems Selbstpflegedefizit-Theorie", S. 24.

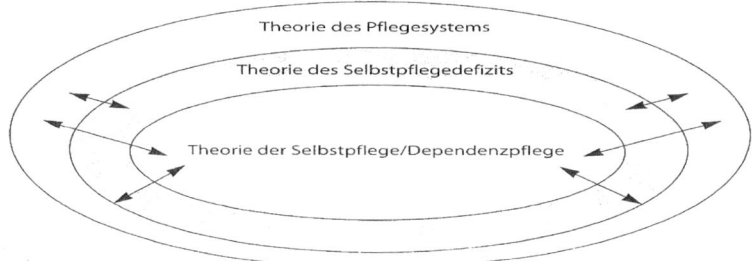

Im Zentrum steht die Theorie der Selbstpflege und der Dependenzpflege. Sie dienen folgenden Zielen: Unterstützung von Lebensprozessen und Förderung ihrer normalen Funktion, Aufrechterhaltung eines normalen Wachstums und einer lebenslangen Entwicklung, Vorbeugung, Kontrolle oder Heilung von Krankheiten oder Verletzungen, Vorbeugung und Kompensation von Behinderung und Förderung von Wohlbefinden. Selbstpflege und Dependenzpflege entwickeln sich parallel zum bewussten Handeln (siehe Kapitel 3.1). Orem sagt, jeder Mensch ist fähig zur Selbstpflege, dass heißt, der Erfüllung von Grundbedürfnissen wie Körperpflege, Nahrungsaufnahme, usw..Außerdem ist man befähigt zur Dependenzpflege. Als Beispiel: schon früh im Kindesalter erkennt man diese Verhaltensmuster, wenn zum Beispiel die Mutter krank ist, „pflegen" die Kinder sie. Es ist eine Art angeborene Verhaltensregel, sich um andere Menschen zu kümmern.

Diese zwei Grundprinzipien gelten aus Voraussetzung für ihr Modell. Ist die Selbstpflege gestört oder eingeschränkt , im Falle von Krankheit, Behinderung oder Ähnlichem, ergibt sich draus ein Selbstpflegedefizit. Der Mensch ist nicht mehr fähig seinen Selbstpflegebedarf zu erfüllen. Um dieses kompensieren oder ablegen zu können, ist er auf Hilfe angewiesen. Hier greift das Prinzip der Dependenzpflege, zum Beispiel durch Angehörige. Wenn die Dependenzpflege durch Angehörige nicht ausreicht, ist die professionelle Hilfe gefragt. Ein umfassendes Pflegesystem entsteht. Dieses ist fast immer interdisziplinär und wirkt sowohl auch den betroffenen Patienten, als auch auf die Angehörigen. Fachwissen wird vermittelt und Hilfe und Unterstützung gegeben. Alle Berufsgruppen finden dort ihre spezifischen Aufgaben. In Bezug auf das Fallbeispiel und die Mitwirkenden unserer Gruppenarbeit: die Röntgenassistenten in der Diagnostik, die Pflegekräfte im stationären Bereich und der Erstversorgung, die Physiotherapeuten im Lauftraining, die Ergotherapeuten im ADL-Training. Deshalb ist Orems Theorie, eine Theorie großer Reichweite (vgl. Dennis, 2001, S.24).

4. Metaparadigma

Mensch

In Orems Theorie handelt der Mensch zielgerichtet und bewusst. Er verfolgt das Wohlergehen von sich selbst, von einzelnen Anderen und von Gruppen. Er ist zeitweise auf Hilfe und Zuwendung angewiesen um seine täglichen Aktivitäten bewältigen zu können. Der Mensch handelt frei und aus innerer Entscheidung heraus, das heißt, nicht nur auf passive Reize reagierend. Ein gesunder Mensch ist fähig zur Selbstpflege, er weiß, wann er Hilfe benötigt und bemüht sich um Informationen. Diese versteht er und kann sie umsetzen.

Gesundheit/Krankheit

„Gesundheit ist ein Zustand des Menschen, der durch Intaktheit oder Ganzheit entwickelter menschlicher Strukturen, sowie körperlicher und geistiger Funktionen gekennzeichnet ist" (Orem, 1989).

Orem bezieht sich damit stark auf eine medizinische Sichtweise von Gesundheit und Krankheit ausgerichtet. Krankheit bedeutet das Entstehen eines Selbstpflegedefizites.

Sie unterscheidet aber auch das Wohlergehen von der Gesundheit. Solange ein Mensch seine Bedürfnisse befriedigen kann, auch mit Einschränkungen oder Krankheit, entsteht kein Selbstpflegedefizit.

Umwelt

Die physikalische und die psychosoziale Umwelt beeinflusst den Menschen sehr stark. Orem sagt in ihrer Theorie nicht viel über die Aspekte der Umwelt des Betroffenen aus. Aber die Pflegenden gestalten die ja in ihrer Unterstützung und Hilfestellung auch die Umwelt des Patienten, damit dieser wieder befähigt wird, seine Bedürfnisse zu befriedigen.

Pflege

Die Aspekte der Pflege wurden im Modell ausführlich beschrieben. Wichtigste Aussage hierzu ist, dass die Pflege beginnt, wenn ein Selbstpflegedefizit entsteht.

(vgl. Dennis, 2001 ; Bäcker, 2002)

5. Anwendbarkeit

Orems Theorie ist eine bedürfnisorientierte Theorie großer Reichweite.

Sie ist in der Praxis anwendbar, sowohl auf jedes Individuum als auch auf das Pflegesystem als große Einheit. Jeder interdisziplinäre Bereich kann sich wiederfinden (Diagnostik, Planung, Pflege, Therapie). Die Theorie ist verständlich und nachvollziehbar und beinhaltet die Kernpunkte dessen, was jeder im Gesundheitswesen Tätige erfüllt, wenn er Interesse und zum Wohle des Klienten arbeitet. Viele Inhalte werden täglich intuitiv, das heißt auch ohne Kenntnis ihrer Theorie, angewendet. Sie symbolisiert damit deutlich das heutige Verständnis der Pflege und Therapie.

Bei der Ausarbeitung des Referates habe ich festgestellt, dass ich auch oft nach Orems Konzept gehandelt habe, ohne die Inhalte gekannt zu haben.

Ich habe als Ergotherapeutin in einem Heim für seelisch mehrfach behinderte Menschen gearbeitet. Zu meinem Klientenstamm zählten Suchtkranke, sowie Menschen mit chronischen psychischen Erkrankungen, die dadurch in ihrer Selbstständigkeit und ihrer Handlungskompetent stark eingeschränkt waren. Ziel alle Klienten war es, das höchstmögliche Maß und Selbstbestimmung und Selbstständigkeit (zurück) zu erlangen. Als Grundlage meines Handelns waren immer die Ressourcen und die Bedürfnisse und Ziele meiner Klienten auschlaggebend. Die Förderung der größtmöglichen Selbstständig der Patienten stand dabei im Vordergrund. Das Einbeziehen der Angehörigen war wichtiger Teil meiner Arbeit, denn dadurch konnte ich meine Therapieziele mit den Klienten langfristig sichern. Auch wenn, realistisch gesehen, die Erfolgschancen nicht immer sehr hoch waren, war diese Art des therapeutischen Handelns sehr wichtig für mich. Zusammenfassend kann ich also sagen, dass ich mich in vielen Punkten in Orems Konzept wiedergefunden habe und es für mein Berufsbild absolut anwendbar und übertragbar halte.

6. Kritik

Um sich den Inhalt zugänglich zu machen, muss man sich erst mit einer Menge, teilweiser kompliziert aufgebauter, Fachtermini beschäftigen (siehe Punkt 3.3.).

Phänomene wie Furcht, Angst und Schmerz lassen sich nicht eindeutig einem bestimmten Selbstpflegeerfordernis zuordnen. Außerdem stehen die körperlichen Bedürfnisse auch allgemein über den psychischen Bedürfnissen, auf die kaum eingegangen wird. Man darf Orems Theorie auch nicht als absolut ansehen und teilweise sehr zeitaufwendig. Eine Überforderung des Patienten sollte vermieden werden. Abschließend blieb für mich die Frage offen, was mit den Menschen ist, die nie eine Selbstpflege erreichen können, wie zum Beispiel schwer behinderte Menschen.

7. Literaturverzeichnis

- Dennis, C.M., 2001.Überblick über Orems Selbstpflegedefizit-Theorie. In Orem, D., 2001. *Selbstpflege- und Selbstpflegedefizit-Theorie* (S. 23-40 und 121-131). Bern: Huber.

- Orem, D., 1997. *Strukturkonzepte der Pflegepraxis* (S. 231-268). Berlin: Ullstein Mosby.

- Bäcker, M., 2002. Das Ziel heißt Selbstpflege. In *Heilberufe 7/2002* (S. 38-39).

- Goebel, D., 2011. *Das Pflege Modell nach D. Orem.*
www.altenpflegeschueler.de/pflege/pflegemodell-nach-d-orem.php [Stand: 06.05.2011, 15:50Uhr]

- www.pflegewiki.de/wiki/Dorothea_Orem [Stand: 10.05.2011, 11.05Uhr]